El libro defini
olla a pre...

Recetas fáciles de 5 ingredientes
para principiantes y usuarios
avanzados de la olla a presión

María Marshal

Índice de contenidos

RECETA DE DESAYUNO S

Rico congee de sésamo

(Listo en unos 40 minutos | Para 8 personas)

Ingredientes

1. 12 tazas de agua

1. 2 tazas de arroz integral

1. 3-4 dientes de ajo, pelados y picados

1. 1 chalota de tamaño grande, finamente picada

1. 2 cucharadas de mirin

1. 2 cucharadas de semillas de sésamo tostadas

1. 3/4 de cucharadita de sal

1. 1/4 de cucharadita de pimienta negra recién molida

Direcciones

1. Echa 10 tazas de agua junto con el arroz integral en tu olla a presión. A continuación, cocina durante 25 minutos en ALTA; deja que la presión se libere de forma natural.

2. A continuación, incorpore el resto de los ingredientes anteriores; continúe la cocción hasta que los sabores se hayan casado, o aproximadamente 15 minutos.

3. Servir con rodajas de pepino y aguacate si se desea. Que lo disfrutes.

Gachas de arroz con cebollas

(Listo en unos 40 minutos | Para 8 personas)

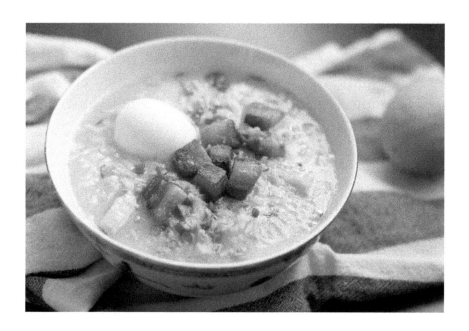

Ingredientes

1. 2 tazas de arroz de grano largo

1. 10 tazas de agua

1. 3-4 cebolletas, finamente picadas

1. 3 rodajas de jengibre fresco

1. 2 cucharadas de aceite de sésamo

1. 1/2 cucharadita de pimienta negra molida

1. 3/4 de cucharadita de sal marina

Direcciones

1. Añada el arroz de grano largo a su olla a presión. Vierta el agua y cocine durante unos 25 minutos en ALTA; luego, deje que se libere la presión.

2. Añada el resto de los ingredientes y continúe la cocción de 10 a 15 minutos o hasta que las cebolletas se hayan ablandado.

3. Servir espolvoreado con cebollino fresco picado y disfrutar.

Pudín de pan con chocolate y pasas

(Listo en unos 35 minutos | Para 8 personas)

Ingredientes

1. 1/2 taza de pasas doradas

1. 1/4 de taza de brandy

1. 1 ½ tazas de leche

1. 3/4 de taza de crema de leche

1. 3/4 de taza de trozos de chocolate agridulce

1. 6 cucharadas de azúcar

1. 1 huevo entero

1. 3 yemas de huevo de tamaño grande

1. Una pizca de sal

1. 6 tazas de pan, cortadas en trozos

1. 1 cucharada de mantequilla

Direcciones

1. En un recipiente pequeño, combinar las pasas y el brandy; dejar en remojo toda la noche, a temperatura ambiente.

2. Pulsa "Calentar" y ajusta el temporizador a 10 minutos. Vierte la leche y la nata espesa en tu olla; llévala justo a ebullición. Retire la olla de su cocina.

3. Incorporar los trozos de chocolate y 2 cucharadas de azúcar. Remover con una cuchara hasta que el chocolate esté completamente derretido.

4. En otro bol, bata los huevos y las 4 cucharadas de azúcar restantes. A continuación, bata la mezcla de chocolate enfriada; añada la sal;

agregue las pasas remojadas.

5. Añadir los trozos de pan y remover para combinarlos con una cuchara grande. Unte con mantequilla un molde para pasteles.

6. Transfiera la mezcla preparada al molde. Coloque una rejilla en el fondo de la olla; añada 2 tazas de agua. Coloque el molde sobre la rejilla y cierre la tapa. A continuación, programe el temporizador a 20 minutos.

7. Deje que la presión se libere gradualmente y de forma natural. Servir caliente y disfrutar.

Ensalada de verduras y bayas de trigo

(Listo en unos 35 minutos | Para 8 personas)

Ingredientes

1. 2 cucharadas de margarina

1. 6 ¾ tazas de agua

1. 1 ½ tazas de bayas de trigo

1. 1 cucharadita de azúcar

1. 1/2 cucharadita de pimienta negra recién molida

1. 1 cucharadita de sal marina

1. 1/4 de taza de vinagre de sidra de manzana

1. 1/2 taza de aceite de oliva

1. 1 cebolla de tamaño pequeño, pelada y cortada en dados

1. 1 1/3 tazas de guisantes congelados, descongelados

1. 1 pimiento morrón, pelado, rallado y escurrido

1. 1 zanahoria de tamaño grande, picada

1. 2 tallos de apio, cortados en dados finos

1. 1 pimiento rojo, sin semillas y cortado en dados

1. 1/4 de taza de tomates secos, cortados en dados

1. 1/4 de taza de perejil fresco picado

Direcciones

1. Añada la margarina, el agua y los granos de trigo a su olla a presión. Cierre la tapa; ponga la olla a presión ALTA y mantenga la presión

durante 50 minutos. Ahora libere rápidamente la presión.

2. Haga el aderezo procesando el azúcar, la pimienta negra, la sal, el vinagre de sidra de manzana, el aceite de oliva y la cebolla en una licuadora.

3. Mezclar las bayas de trigo preparadas con el resto de los ingredientes. Aderezar la ensalada y refrigerar hasta 3 días.

Ensalada de judías y cerezas

(Listo en unos 35 minutos + tiempo de enfriamiento | Para 12 personas)

Ingredientes

1. Agua

1. 2 tazas de judías cannellini secas

1. 1 cucharadita de ralladura de limón

1. 3 cucharadas de vinagre de jerez

1. 2 cucharadas de salsa tamari

1. 2 cucharaditas de miel

1. 1 cucharadita de pasta de chile

1. 2 dientes de ajo, pelados y picados

1. 2 cucharaditas de aceite de sésamo

1. 1 taza de granos de maíz congelados, descongelados

1. 1 taza de guisantes congelados, descongelados

1. 3 zanahorias, cortadas en rodajas finas

1. 1 calabacín mediano, pelado, rallado y escurrido

1. 3/4 de taza de arándanos secos

1. 3 cebollas verdes, peladas y cortadas en dados

1. Sal y pimienta negra recién molida, al gusto

Direcciones

1. Poner el agua y las alubias en un bol. Dejar en remojo toda la noche.

2. Ahora prepare el aderezo batiendo la ralladura de limón, el vinagre de jerez, la salsa tamari, la miel, la pasta de chile, el ajo y el aceite de sésamo. Refrigere el aderezo durante la noche.

3. Escurra las judías y cuézalas en su olla a presión junto con 3 tazas de agua durante 25 minutos. Retira la olla del fuego y deja que se libere la presión.

4. A continuación, escurra las alubias cocidas y páselas a un bol. Mezcle las judías con el resto de los ingredientes anteriores. Rocíe con el aderezo frío. Pruebe y ajuste los condimentos. Servir.

RECETA DE APERITIVOS RÁPIDOS S

Riquísima y saludable caponata

(Listo en unos 10 minutos | Para 8

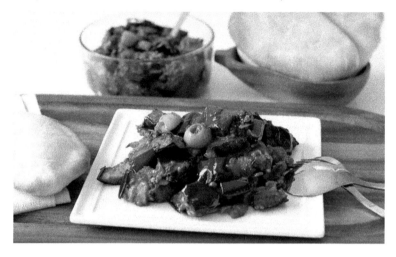

personas)

Ingredientes

1. 1 calabacín de tamaño grande, cortado en rodajas gruesas

1. 1 berenjena de tamaño medio, cortada en rodajas gruesas

1. 1 puerro, cortado en rodajas

1. 1 pimiento rojo, sin semillas y en rodajas

1. 1 pimiento amarillo, sin semillas y en rodajas

1. 1 pimiento verde, sin semillas y en rodajas

1. Sal y pimienta negra, al gusto

1. 1 cucharadita de albahaca seca

1. 1/2 cucharadita de orégano seco

1. 1/2 cucharadita de ajo en polvo

1. 1/2 cucharadita de cebolla en polvo

1. Aceite de oliva virgen extra, al gusto

Direcciones

1. Añada todos los ingredientes a su olla a

presión, excepto el aceite de oliva. Cocine durante unos 5 minutos.

2. Pasar a una fuente de servir. Rocíe con aceite de oliva y sirva. Disfrute.

Aperitivo vegetal fácil

(Listo en unos 10 minutos | Para 6 personas)

Ingredientes

1. 1 calabacín de tamaño grande, cortado en rodajas gruesas

1. 2 pimientos morrones, cortados en rodajas

1. 1 cebolla roja, cortada en rodajas

1. 2-3 dientes de ajo pelados

1. Sal y pimienta negra, al gusto

1. 1 cucharadita de pimentón

1. Unas gotas de líquido ahumado

1. Sal y pimienta negra, al gusto

1. 1/2 cucharadita de albahaca seca

1. Aceite de oliva virgen extra, al gusto

Direcciones

1. Ponga todos los ingredientes en su olla a presión, excepto el aceite de oliva. Cocine durante unos 5 minutos.

2. Rociar con aceite de oliva extra virgen y servir.

Alitas de pollo con sésamo y miel

(Listo en unos 20 minutos | Para 6 personas)

Ingredientes

1. 12 alas de pollo, cortadas por las articulaciones

1. 1/2 taza de caldo de pollo

1. 1/2 taza de miel

1. 3 cucharadas de aceite de sésamo

1. 2 cucharadas de salsa tamari

1. 2 dientes de ajo machacados

1. 1 cucharadita de pimienta de cayena

1. 1 cucharadita de jengibre rallado

1. 1/4 de taza de semillas de sésamo

Direcciones

1. Añada 1 taza de agua a su olla a presión. A continuación, coloque una cesta de cocción al vapor en la olla. Coloque las alas de pollo en la cesta de vapor.

2. Cerrar y bloquear la tapa de la olla. Cocine durante 10 minutos a presión ALTA.

3. Mientras tanto, en un bol, combine el resto de los ingredientes anteriores. Cubra las alas de pollo con esta mezcla de miel.

4. A continuación, coloque las alas bajo la parrilla durante unos 5 minutos. Sirve y disfruta.

Salsa de col y queso para mojar

(Listo en unos 10 minutos | Para 16 personas)

Ingredientes

1. 1 ½ tazas de hojas de col rizada, arrancadas

1. 1 lata (14 onzas) de corazones de alcachofa, escurridos y picados en trozos grandes

1. 1 taza de mayonesa ligera

1. 1/2 taza de queso ricotta

1. 1 taza de queso mozzarella rallado

1. Sal marina y pimienta negra molida, al gusto

1. 1/2 cucharadita de hierba de eneldo seca

1. 1 cucharadita de pimentón

Direcciones

1. Vierta 2 tazas de agua en su olla a presión; coloque una rejilla en el fondo.

2. Mezcle todos los ingredientes anteriores; páselos a una fuente de horno que quepa en su olla a presión. A continuación, cubra la fuente de horno con un papel de aluminio. Coloque la fuente de horno en la rejilla.

3. Encierre la tapa de la olla en su sitio; cocine a presión ALTA durante 10 minutos. Después de eso, utilice una liberación rápida de la presión. Sirve con trozos de pita de tu elección. Que lo disfrutes.

50.Salsa arco iris con queso

(Listo en unos 10 minutos | Para 16 personas)

Ingredientes

1. 1 lata (14 onzas) de corazones de alcachofa, escurridos y picados en trozos grandes

1. 1 pimiento rojo picado

1. 1 pimiento amarillo picado

1. 1 ½ tazas de requesón

1. 1 taza de queso Colby, rallado

1. 1/2 cucharadita de albahaca seca

1. Sal marina y pimienta negra molida, al gusto

1. 1 cucharadita de copos de pimienta roja triturados

Direcciones

1. Añada unas 2 tazas de agua a una olla a presión; coloque una rejilla en el fondo de la olla.

2. Combine todos los ingredientes anteriores en una fuente de horno. A continuación, cubra la fuente de horno con papel de aluminio. Transfiera la fuente de horno a la olla a presión.

3. Tapa y cocina a presión alta durante unos 10 minutos. Después, utilice una liberación rápida de la presión. Servir.

RECETAS DE ALMUERZO
Sopa de salchichas y guisantes

(Listo en unos 25 minutos | Para 8 personas)

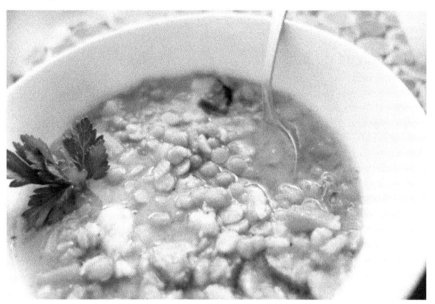

Ingredientes

1. 1 libra de salchicha molida

1. 2 cucharadas de margarina

1. 1 puerro de tamaño medio, finamente picado

1. 2 dientes de ajo picados

1. 1 taza de zanahorias, cortadas en dados

1. 2 tazas de agua

1. 28 onzas de caldo de verduras

1. 1 paquete (16 onzas) de guisantes

1. 1/2 taza de mitad y mitad

1. 1 cucharadita de pimienta de cayena

1. Sal y pimienta negra recién molida al gusto

Direcciones

1. En la olla precalentada, cocine la salchicha hasta que se dore.

2. A continuación, caliente la margarina en su olla a presión. Sofría los puerros, el ajo y las zanahorias hasta que estén tiernos.

3. Incorpora el resto de los ingredientes, excepto el medio y el medio. Ahora elige la presión "ALTA" y 10 minutos de cocción. Después, espera 10 minutos y abre la tapa de forma natural.

4. Hacer un puré con una batidora de inmersión. Continúe cocinando a fuego lento y añada la salchicha reservada y dorada y la mitad y la mitad. Remover hasta que esté bien caliente. Disfrute.

Guiso de garbanzos y marisco

(Listo en unos 20 minutos | Para 8 personas)

Ingredientes

1. 1 ½ tazas de alubias blancas secas

1. 1 taza de garbanzos secos, remojados

1. 2 dientes de ajo picados

1. 2 cucharadas de aceite de canola

1. 4 tazas de agua

1. Sal Kosher y pimienta negra molida

1. 1⁄4 taza de queso afilado, rallado

Direcciones

1. Añada todos los ingredientes anteriores, excepto el queso, a su olla a presión. Cierre y bloquee la tapa de la olla según las

instrucciones del fabricante.

2. Suba el fuego a ALTO; cuando la olla alcance la presión, baje el fuego. Cocina durante 15 minutos a presión ALTA.

3. Abra la olla a presión con el método de liberación natural.

4. Sirva el guiso en platos y cubra cada porción con queso rallado. Servir.

Guiso de berenjenas y garbanzos

(Listo en unos 30 minutos | Para 4 personas)

Ingredientes

1. 2 berenjenas, cortadas en cubos grandes

1. 1 zanahoria de tamaño grande, cortada en dados

1. 1 lata (14 onzas) de garbanzos, escurridos

1. 2 tazas de agua

1. 4 tazas de caldo de verduras

1. 1 taza de pasta de tomate

1. 1 cucharadita de comino

1. 1 cucharadita de semillas de apio

1. 1/2 taza de perejil fresco picado

1. 1/4 de cucharadita de copos de pimienta roja triturados

1. 1/4 de cucharadita de pimienta negra molida

1. 1 cucharadita de sal

Direcciones

1. Añada los ingredientes a su olla a presión; cierre la tapa de la olla en su sitio.

2. Llevar a presión BAJA y mantener durante unos 30 minutos. Apague el fuego y deje que la presión se libere según las indicaciones del fabricante.

3. Abrir la tapa y servir el guiso en cuencos individuales. Servir caliente.

Guiso de calabacines y garbanzos

(Listo en unos 30 minutos | Para 4 personas)

Ingredientes

1. 2 calabacines de tamaño grande, cortados en trozos del tamaño de un bocado

1. 1 chirivía picada

1. 1 zanahoria de tamaño grande, cortada en dados

1. 1 lata (14 onzas) de garbanzos, escurridos

1. 4 tazas de caldo de pollo

1. 3 tazas de agua

1. 2 cucharadas de ketchup de tomate

1. 1 cucharadita de tomillo seco

1. 1⁄2 taza de cilantro fresco, picado

1. 1/4 de cucharadita de pimienta negra molida

1. 1 cucharadita de sal

Direcciones

1. Añada todos los ingredientes anteriores a una olla a presión; cúbrala con la tapa.

2. Cocer durante unos 30 minutos a presión BAJA. Apague el fuego; deje que se libere la presión según las instrucciones del fabricante.

3. Apague el fuego y retire la tapa de la olla. Pruebe y rectifique la sazón. Sirva caliente.

Guiso de
salchichas vegano

*(Listo en unos 15 minutos | Para 6
personas)*

Ingredientes

1. 12 tazas de agua

1. 1 libra de patatas rojas, enteras y sin pelar

1. 6 mazorcas de maíz, peladas y cortadas por la mitad

1. 1 (14 onzas) paquete de salchicha vegana, en rodajas

1. Sal y pimienta negra, al gusto

1. 1 cucharadita de pimienta de cayena

1. 1 cucharadita de albahaca seca

1. 2 cabezas de ajo peladas

Direcciones

1. Añade el agua y las patatas rojas a tu olla a
   presión. Ahora cierre la tapa de la olla en su
   lugar; lleve a presión ALTA y manténgala
   durante 5 a 6 minutos. A continuación,
   libera rápidamente la presión.

2. Destape la olla y añada todos los ingredientes
   restantes. Tapar y llevar a presión ALTA;
   mantener durante 5 minutos más. A
   continuación, deja que la presión se libere de
   forma natural y gradual.

3. Retirar los ingredientes de la olla con una
   espumadera. Sirva y disfrute.

RECETAS PARA LA CENA
Pasta con salmón ahumado
(Listo en unos 10 minutos | Para 6 personas)

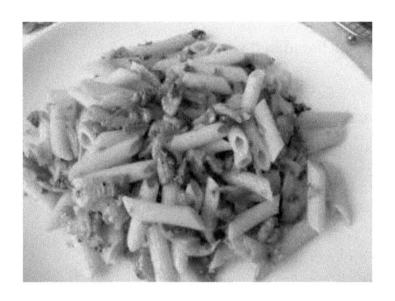

Ingredientes

1. 1/4 taza de aceite vegetal

1. 2 tazas de pasta penne

1. 2 tazas de agua

1. 2 tazas de caldo de pollo

1. Sal marina y pimienta negra recién molida, al gusto

1. 1 cucharadita de tomillo seco

1. 1/2 cucharadita de romero seco

1. 3 cucharadas de mantequilla

1. 1⁄2 taza de queso Ricotta

1. 2 ajos verdes, finamente picados

1. 1 libra de salmón ahumado, cortado en trozos del tamaño de un bocado

1. 1⁄3 taza de queso parmesano rallado

Direcciones

1. Calentar el aceite a fuego medio. Añade la pasta, el agua, el caldo, la sal, la pimienta negra, el tomillo y el romero. Cocer a presión

ALTA durante 8 minutos.

2. Libere rápidamente la presión; retire la tapa según las indicaciones del fabricante.

3. Añada la mantequilla. Añada el queso Ricotta, el ajo verde y el salmón ahumado; mezcle bien. Cubra con queso parmesano y sirva inmediatamente.

Fettuccine con Tocino y Queso

(Listo en unos 10 minutos | Para 6 personas)

Ingredientes

1. 2 cucharadas de aceite de canola

1. 2 tazas de pasta fettuccine

1. 3 tazas de caldo de carne

1. 1 taza de agua

1. Sal y pimienta negra recién molida, al gusto

1. 1/2 cucharadita de romero seco

1. 1 cucharadita de semillas de mostaza

1. 3 cucharadas de mantequilla

1. 1/2 taza de queso crema

1. 1/2 taza de cebolletas, finamente picadas

1. 2 dientes de ajo, finamente picados

1. 1/2 libra de tocino frito crujiente, triturado

1. 1/3 taza de queso Parmigiano-Reggiano rallado

Direcciones

1. En su olla a presión, caliente el aceite a fuego medio. Cuando el aceite esté lo suficientemente caliente, añade los fettuccine, el caldo, el agua, la sal, la pimienta negra, el romero y las semillas de mostaza. Cocine a presión ALTA aproximadamente 8 minutos.

2. A continuación, retire la tapa según las indicaciones del fabricante.

3. Añada el resto de los ingredientes; revuelva suavemente hasta que todo esté bien incorporado. Servir y disfrutar.

Bulgur salado con setas

(Listo en unos 20 minutos | Para 4 personas)

Ingredientes

1. 1 taza de bulgur

1. 3 tazas de caldo de pollo

1. 2 cucharadas de mantequilla

1. 1 cebolla amarilla, cortada en rodajas

1. 2 zanahorias peladas y picadas

1. 2 costillas de apio, peladas y picadas

1. 1/2 taza de champiñones picados

1. 1/2 cucharadita de salvia seca

1. 1/2 cucharadita de sal

1. 1/2 cucharadita de pimienta negra molida

Direcciones

1. Añada el bulgur y el caldo a su olla a presión.

2. Encierre la tapa en su sitio; cocine a alta presión durante 9 minutos. A continuación, deje que la presión se libere de forma gradual y natural. Reserva el bulgur cocido.

3. En una sartén grande, a fuego medio, calentar la mantequilla; cuando la mantequilla esté derretida, saltear la cebolla, la zanahoria y el apio durante 6 a 7 minutos.

4. Añada el resto de los ingredientes; saltee durante 2 minutos más.

5. Combinar la mezcla de verduras con el bulgur cocido. Servir de inmediato.

Pimientos rellenos de cuscús con nueces

(Listo en unos 25 minutos | Para 4 personas)

Ingredientes

1. 2 tazas de agua

1. 1 taza de cuscús

1. 2 cucharadas de nueces tostadas, picadas

1. 4 onzas de queso feta, desmenuzado

1. 1/2 cucharadita de hierba de eneldo seca

1. 1/2 cucharadita de albahaca seca

1. 1 cucharadita de orégano seco

1. 1 cucharadita de sal

1. 1/2 cucharadita de pimienta negra molida

1. 4 pimientos rojos de tamaño grande, sin semillas y sin tallo

Direcciones

1. Precaliente su horno a 350 grados F. Añada el agua y el cuscús a su olla a presión.

2. Cubrir con la tapa y llevar a presión ALTA, y mantener durante 2 minutos. Apaga el fuego y deja que se libere la presión.

3. A continuación, retire la tapa y esponje el cuscús; añada las nueces, el queso feta, el eneldo, la albahaca, el orégano, la sal y la pimienta negra. Remueva para combinar bien.

4. Rellenar los pimientos con la mezcla de cuscús preparada; colocar los pimientos rellenos en una fuente de horno. Hornear en el horno precalentado durante 15 minutos. Sirve caliente y disfruta.

Cuscús con aceitunas de Kalamata y pimientos

(Listo en unos 10 minutos + tiempo de enfriamiento | Para 4 personas)

Ingredientes

1. 2 tazas de agua

1. 1 taza de cuscús

1. 1/2 taza de aceitunas de Kalamata, sin hueso y picadas

1. 1/2 taza de cebollas picadas

1. 1 pimiento rojo, sin semillas y cortado en dados

1. 1 pimiento amarillo, sin semillas y cortado en dados

1. 2 dientes de ajo picados

1. 2 cucharaditas de aceite de oliva virgen extra

1. 1 cucharadita de vinagre de vino

1. 1/4 de cucharadita de pimienta blanca molida

1. 1 cucharadita de sal

Direcciones

1. Remueve el agua y el cuscús en una olla a presión. Encierra la tapa en su sitio; cocina a presión ALTA durante 2 minutos.

2. Retirar del fuego y dejar que se libere la presión según las indicaciones del fabricante. Retire con cuidado la tapa de la olla.

3. Esparza el cuscús y añada el resto de los ingredientes. Pruebe y ajuste los condimentos. Refrigere al menos 2 horas antes de servir. Disfrute.

RECETAS DE POSTRES
Compota de ruibarbo y frambuesa

(Listo en unos 15 minutos | Para 6 personas)

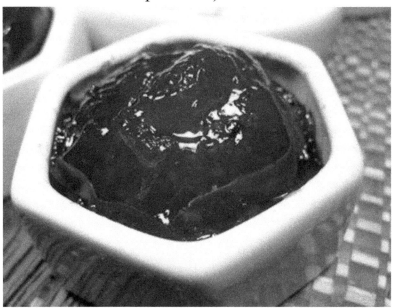

Ingredientes

1. 1/2 taza de agua

1. 1 libra de ruibarbo, cortado en trozos pequeños

1. 1/2 pinta de frambuesas

1. 1/4 de cucharadita de nuez moscada recién rallada

1. 1/4 de cucharadita de canela en polvo

1. 1/4 de taza de jengibre cristalizado, picado

1. 2 cucharadas de miel

Direcciones

1. Lleve el agua a ebullición en su olla a presión; a continuación, añada los trozos de ruibarbo.

2. A continuación, echa en la olla las frambuesas, la nuez moscada, la canela y el jengibre cristalizado. Lleva a presión ALTA; apaga el fuego y deja que la presión de la olla baje de forma gradual y natural.

3. Mientras la compota está todavía caliente, añadir la miel. Deje que la compota se enfríe por completo. Conservar en tarros refrigerados hasta 10 días. Servir sobre

helado de vainilla, o cubierto con natillas calientes si se desea. Que aproveche!

Relish de arándanos y kumquat con nueces

(Listo en unos 10 minutos + tiempo de enfriamiento| Raciones 6)

Ingredientes

1. 1/2 taza de agua

1. 36 onzas de arándanos

1. 2 ½ tazas de kumquats, enjuagados y cortados por la mitad

1. 1 taza de jengibre cristalizado, picado

1. 1 cucharadita de clavo de olor

1. 3 cucharadas de jarabe de agave

1. 1/2 cucharadita de pasta de vainilla

1. 1 taza de nueces tostadas, picadas

Direcciones

1. Poner el agua a hervir en la olla. Añade los arándanos, los kumquats, el jengibre cristalizado y los clavos.

2. Cubre con la tapa y lleva a presión ALTA. Deja que se cocine durante aproximadamente 1 minuto. Apaga el fuego; deja que la presión baje de forma natural durante varios minutos. Después, libera la presión restante.

3. Deje que este condimento se enfríe ligeramente y añada el sirope de agave y la vainilla. Incorpore las nueces tostadas justo antes de servir. Se puede conservar en la nevera hasta 1 semana.

Flan de caramelo fácil de Nana

(Listo en unos 20 minutos + tiempo de enfriamiento | Para 4 personas)

Ingredientes

1. 1/2 taza de azúcar

1. 1/4 de taza de agua caliente

1. 8 yemas de huevo

1. 1 taza de azúcar

1. 1/4 de cucharadita de semillas de cardamomo

1. 1/4 de cucharadita de canela en polvo

1. 1 cucharadita de pasta de vainilla

1. 4 tazas de leche

Direcciones

1. En un cazo, derretir el azúcar, removiendo continuamente. Añadir agua caliente; seguir removiendo. Verter la mezcla de caramelo en un molde para galletas bien engrasado.

2. Vierta el agua en el fondo de la olla a presión (2 pulgadas). Coloque el molde para galletas en la olla. Vierta el resto de los ingredientes en su molde para galletas.

3. Cierre la tapa y cocine durante 15 minutos a alta presión. Deje que se enfríe al menos cuatro horas. Servir.

Pudín de limón casero

(Listo en unos 15 minutos | Para 4 personas)

Ingredientes

1. 1/2 taza de azúcar

1. 2 cucharadas de harina común

1. Una pizca de sal kosher

1. 1 cucharada de mantequilla ablandada

1. 3 cucharadas de zumo de limón fresco

1. Corteza rallada de 1 limón ecológico de tamaño medio

1. 2 yemas de huevo, batidas

1. 1 cucharadita de semillas de anís

1. 2/3 de taza de leche entera

1. 2 claras de huevo bien batidas

1. 2 tazas de agua

Direcciones

1. En un bol, mezcle el azúcar, la harina, la sal y la mantequilla ablandada. Añada el zumo de limón fresco y la ralladura de limón; incorpore las yemas de huevo, las semillas de anís y la leche; bata para mezclar bien.

2. Incorporar las claras de huevo bien batidas. Vierta la mezcla en tazas individuales de flan. Cubrir cada vaso con un trozo de papel de aluminio.

3. Vierta el agua en la base de su olla a presión. Coloque una rejilla metálica en la olla; ahora ponga las tazas sobre la rejilla. Cierre la olla y cocine durante 10 minutos a la presión más baja. Sirva con nata montada si lo desea.

Dulce sueño de chocolate

(Listo en unos 40 minutos | Para 8 personas)

Ingredientes

1. 2 ½ tazas de nata

1. 2 tazas de leche

1. 1/2 taza de azúcar en polvo

1. 1/2 canela en polvo

1. 1/2 cucharadita de pasta de vainilla

1. 3 tazas de chocolate negro picado

1. 6 yemas de huevo

1. 4 tazas de agua

Direcciones

1. En un cazo, cocer a fuego medio la nata, la leche, el azúcar glas, la canela en polvo y la vainilla.

2. Apagar el fuego y añadir el chocolate negro; remover hasta que el chocolate se derrita. Incorporar las yemas de huevo.

3. Prepare la olla añadiendo 4 tazas de agua. Vierta la mezcla en una fuente de porcelana; coloque la fuente sobre una trébede en su olla a presión.

4. Cocer a alta presión durante unos 30 minutos. Servir con frutas frescas.

OLLA INSTANTÁNEA

RECETA DE DESAYUNO S
Pudín de pan francés con naranja y cerezas
(Listo en unos 20 minutos | Para 4 personas)

Ingredientes

1. 4 yemas de huevo

1. 2 tazas de half & half

1. 1 naranja mediana, pelada y exprimida

1. 1/2 taza de azúcar en polvo

1. 1 cucharada de miel de acacia

1. 2 cucharadas de mantequilla

1. 1/2 cucharadita de canela en polvo
1. 1/2 cucharadita de semillas de anís

1. 1/2 cucharadita de cardamomo

1. 3 tazas de pan de levadura francés, desmenuzado

1. 3/4 de taza de cerezas secas

Direcciones

1. En un bol mediano, bata las yemas de los huevos; añada la mitad y la mitad, la naranja, el azúcar, la miel, la mantequilla, la canela, el anís y el cardamomo; bata todo bien.

2. Sumergir los trozos de pan y las cerezas en la crema de huevo durante unos 10 minutos.

3. Vierta la mezcla preparada en una fuente de horno; cúbrala con una lámina. Coloque la rejilla en la olla interior. Vierta 2 tazas de agua caliente. Coloque la fuente de horno en la rejilla de la olla.

4. A continuación, bloquee la tapa; ponga la

válvula de descarga de presión en posición cerrada. Pulse el botón "MEAT". Ajuste el tiempo a 15 minutos. Cuando se libere el vapor, abra con cuidado la tapa y deseche el papel de aluminio. Servir a temperatura ambiente.

Mermelada de limón y moras

(Listo en unos 20 minutos | Para 16 personas)

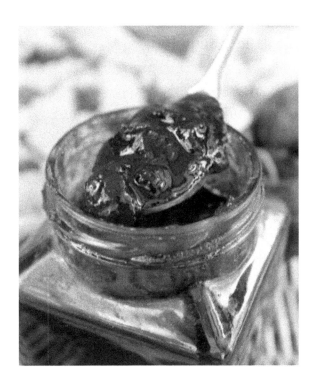

Ingredientes

1. 4 pintas líquidas de moras frescas

1. 3 cucharadas de pectina en polvo

1. 2 ramas de canela

1. 1 vaina de vainilla

1. 5 tazas de azúcar en polvo

1. 1 limón de tamaño pequeño, exprimido

Direcciones

1. Ponga las moras en su olla junto con la pectina en polvo. Utiliza el botón "CARNE". Ahora añada la canela en rama, la vaina de vainilla y 2 tazas de azúcar; cocine hasta que el azúcar se disuelva.

2. Cuando el azúcar se haya disuelto, dejar que la mezcla hierva durante unos 3 minutos. Añada el azúcar restante y el zumo de limón. A continuación, vierta la mermelada en los 5 tarros de una pinta de líquido.

3. Con una espátula flexible, presionar suavemente la mermelada para que salga

el exceso de burbujas de aire. Sellar los tarros preparados.

4. Coloca los tarros en la olla interior; añade agua. Poner la tapa y elegir el "STEAM" y 8 minutos.

5. Abra la olla y saque los frascos con cuidado con las pinzas para enlatar. Disfrute con mantequilla de cacahuete y su pan favorito.

Cazuela de batatas con malvaviscos

(Listo en unos 25 minutos | Para 6 personas)

Ingredientes

1. 3 libras de batatas, peladas y cortadas en cuartos

1. 1 ½ tazas de agua

1. 1 cucharadita de sal marina

1. 1/2 cucharadita de pimienta de cayena

1. 1/2 cucharadita de pimienta negra recién molida Para la cobertura de malvavisco y pacana:

1. 1/3 de taza de harina común

1. 2/3 de taza de azúcar moreno

1. 1/2 cucharadita de nuez moscada recién rallada
1. 2 cucharadas de mantequilla derretida

1. 1/2 taza de nueces picadas

1. 2 tazas de mini malvaviscos

Direcciones

1. Añade los boniatos, el agua, la sal marina, la pimienta de cayena y la pimienta negra a la olla interior.

2. Cierre la tapa. Pulse la función "SOUP"; ajuste el temporizador a 10 minutos.

3. Cuando salga el vapor, abrir la olla. Triturar los boniatos cocidos; probar y ajustar la sazón si es necesario. Pasar el puré de boniato a una cazuela apta para el horno.

4. En un bol, añadir la harina, el azúcar moreno, la nuez moscada y la mantequilla. Incorporar las nueces. Extienda la mezcla de cobertura sobre el puré de boniato. Cubrir con mini malvaviscos.

5. Hornear a 400 grados F en el horno precalentado durante 10 minutos. Disfrute.

Risotto de calabaza del domingo

(Listo en unos 15 minutos | Para 4 personas)

Ingredientes

1. 2 onzas de mantequilla derretida

1. 1 cebolla de tamaño pequeño, cortada en dados

1. 2 dientes de ajo picados

1. 12 onzas de arroz

1. 4 tazas de caldo de verduras

1. 6 onzas de puré de calabaza

1. 1 cucharadita de albahaca seca

1. 1 cucharadita de tomillo seco

1. 1/2 cucharadita de canela en polvo

1. 1/4 de cucharadita de pimienta de Jamaica molida

1. 1/2 taza de crema de leche

Direcciones

1. Pulse el botón "SOUP". Calienta la mantequilla. Sofría la cebolla y el ajo hasta que estén tiernos. Añade el arroz y cocina durante 10 minutos, removiendo a menudo. Añade el resto de los ingredientes anteriores, excepto la nata líquida.

2. Asegure y cierre la tapa. Cuando el temporizador llegue a 0, pulse "CANCELAR". Retira la tapa con cuidado. Incorpore la nata líquida. Sirva y disfrute.

Pan de lata de café

(Listo en unos 25 minutos | Para 6 personas)

Ingredientes

1. 1 receta de pan

1. Mantequilla, para el interior de la lata

1. 1 lata de café

1. 3 cucharadas de harina

Direcciones

1. Haga la masa según las instrucciones de la receta.

2. Unte con mantequilla el interior de la lata de café. Luego, enharina el interior de la lata. Enrolla el pan y ponlo en la lata.

3. Añade un trozo de aceite en la parte superior de la lata. Deje que el pan suba hasta que esté a una

pulgada de la parte superior. Añade 8 tazas de agua a la olla.

4. Ponga la tapa y utilice la función "Manual"; cocine de 15 a 20 minutos.

5. Deje que el pan preparado se enfríe durante varios minutos. Servir.

RECETAS DE ALMUERZO
Sopa de lentejas y champiñones con col rizada

(Listo en unos 30 minutos | Para 8 personas)

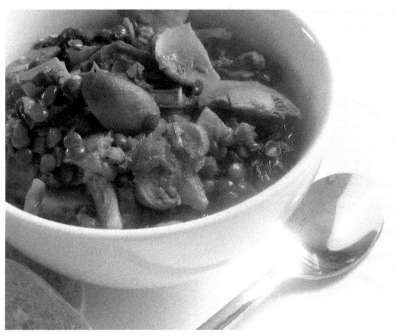

Ingredientes

1. 5 champiñones Bella de tamaño medio, cortados en rodajas finas

1. 1 taza de lentejas rojas

1. 1 taza de guisantes partidos

1. 3 dientes de ajo picados

1. 1 chalote, picado grueso

1. 2 zanahorias picadas gruesas

1. 8 tazas de caldo de pollo

1. 1 cucharadita de pimienta de cayena

1. 1/2 cucharadita de copos de pimienta roja triturados

1. 1/2 cucharadita de hierba de eneldo seca

1. 1 cucharadita de albahaca seca

1. Sal marina y pimienta negra molida, a su gusto

1. 1 cucharadita de vinagre de vino

1. 1 taza de hojas de col rizada, ralladas

Direcciones

1. Limpie y prepare sus ingredientes. A continuación, pon los ingredientes, excepto la col rizada, en tu olla. Cúbrala con la tapa.

2. Elija la opción "Sopa"; ajuste el tiempo de cocción a 30 minutos.
3. Abrir con cuidado la olla. Añada las hojas de col rizada desmenuzadas y remuévalas hasta que se calienten y se marchiten por completo. Adorne con cebollas verdes si lo desea. Servir ahora mismo!

Sopa de queso y cebolla a la antigua

(Listo en unos 20 minutos | Para 6 personas)

Ingredientes

1. 3 cucharadas de margarina

1. 4 cebollas peladas y cortadas en rodajas

1. 4 tazas de caldo de carne

1. 1 ramita de romero

1. 2 ramitas de tomillo

1. 1/2 taza de jerez

1. Sal marina y pimienta negra recién molida, a su gusto

1. Pimienta de Cayena, a su gusto

1. 1 hoja de laurel

1. 6 rebanadas de queso afilado

1. 6 rebanadas de pan, tostadas

Direcciones

1. Pulse el botón "CARNE". Luego, caliente la margarina; ahora saltee las cebollas hasta que estén caramelizadas.

2. Añadir el resto de los ingredientes, excepto el queso y el pan tostado. Cocine durante 1 minuto más.

3. A continuación, cierre la tapa. Pulse el botón "SOUP"; pulse el botón de ajuste de tiempo hasta llegar a los 12 minutos.

4. Servir en tazones de sopa y acompañar con queso y rebanadas de pan tostado. Que aproveche.

Curry de cerdo al coco

(Listo en unos 25 minutos | Para 4 personas)

Ingredientes

1. 1 cucharada de pasta de curry verde

1. 1 taza de carne de cerdo, cortada en trozos

1. 1 taza de caldo de verduras

1. 3 dientes de ajo picados

1. 1 tallo de hierba de limón

1. 1 chirivía picada

1. 1 zanahoria picada

1. 1 cebolla

1. 2 patatas medianas

1. 1 pimiento picado

1. Sal y pimienta negra, a su gusto

1. 1 cucharadita de pimentón dulce

1. 1 lata de leche de coco

Direcciones

1. Coloque todos los ingredientes, excepto la leche de coco, en su olla instantánea. Revuelva para combinar.

2. Cerrar y bloquear la tapa; utilizar la opción "Carne" y cocinar aproximadamente 20 minutos.

3. Mientras el curry está todavía caliente, añada una lata de leche de coco. Remover de nuevo

para combinar bien. Adorne con el cilantro fresco si lo desea y sirva caliente. Buena suerte!

Curry de ternera y yogur

(Listo en unos 25 minutos | Para 4 personas)

Ingredientes

1. 1 taza de carne de vacuno, cortada en trozos

1. 1 cucharada de pasta de curry rojo

1. 1 taza de caldo de carne

1. 4 dientes de ajo, pelados y picados

1. 1 nabo, pelado y picado

1. 1 chirivía picada

1. 1 zanahoria picada

1. 1 cebolla picada

1. 1 cucharada de vinagre

1. 1 calabacín de tamaño medio, pelado y cortado en dados

1. Sal y pimienta negra, a su gusto

1. 1/4 de cucharadita de canela en polvo

1. 1 cucharadita de pimienta de Jamaica molida

1. 1 lata de yogur natural

Direcciones

1. Simplemente eche los ingredientes, excepto el yogur, en su olla.

2. Cubra con la tapa y pulse el botón "Carne"; cocine de 15 a 20 minutos.

3. Mientras el curry está todavía caliente, vierta el yogur natural. Remover hasta que todo esté bien combinado. Servir sobre el arroz. Que

aproveche.

Sopa de pollo y alubias blancas

(Listo en unos 30 minutos | Para 6 personas)

Ingredientes

1. 1 lata (15,5 onzas) de alubias blancas, enjuagadas y escurridas

1. 1 lata (14,5 onzas) de tomates guisados

1. 1 ½ tazas de caldo de pollo

1. 1/2 libra de pechuga de pollo cocida, picada

1. 2 cucharadas de aceite de oliva

1. 1/2 taza de crema agria

1. 1 cucharadita de pimienta de cayena

1. Sal y pimienta negra molida, picada

1. 1/4 de taza de cilantro fresco picado

Direcciones

1. Coloque los ingredientes, excepto el cilantro, en la olla interior de la cocina.

2. A continuación, cierre la tapa. Elija la función "SOUP"; pulse el botón de ajuste del tiempo hasta llegar a los 20 minutos.

3. Servir caliente adornado con cilantro fresco.

RECETAS PARA LA CENA
Cena de judías y arroz

(Listo en unos 45 minutos | Para 6 personas)

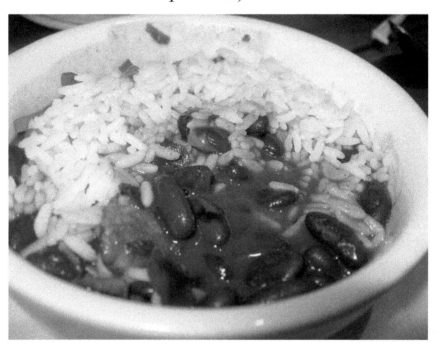

Ingredientes

1. 1/2 taza de arroz integral

1. 1/4 de taza de cacahuete

1. 1/8 de taza de judías rojas
1. 1/4 de taza de semillas de sésamo

1. 1/8 de taza de pasas doradas

1. 14 taza de azúcar moreno

1. 8 tazas de agua

Direcciones

1. Ponga todos los elementos en la olla instantánea.

2. Ahora pulse el botón "Gachas". Sirva caliente.

Arroz frito con pollo

(Listo en unos 30 minutos | Para 6 personas)

Ingredientes

1. 3 tazas de arroz multigrano

1. 3 tazas de agua

1. 1 taza de pollo, cortado en trozos

1. 1/4 de taza de cebollas verdes picadas

1. 1 taza de zanahorias, cortadas en rodajas finas

1. 2 cucharadas de mantequilla ablandada

1. 1 cucharada de vinagre de sidra de manzana

1. Sal y pimienta negra molida, al gusto

1. 1/2 cucharadita de hierba de eneldo seca

1. 1/2 cucharadita de albahaca seca

Direcciones

1. Añade todos los ingredientes anteriores a tu olla instantánea.

2. Utilice el modo "Multigrano". Servir ahora mismo.

Arroz con setas y cerdo

(Listo en unos 30 minutos | Para 6 personas)

Ingredientes

1. 3 tazas de agua

1. 3 tazas de arroz integral

1. 1/2 taza de carne de cerdo cortada en trozos

1. 1 taza de champiñones, cortados en rodajas

1. 1 cebolla amarilla picada

1. 1 tallo de apio, cortado en rodajas finas

1. 2 cucharadas de tierra vegetal

1. 1 cucharadita de semillas de mostaza

1. 1/2 cucharadita de pimienta de cayena

1. 1 cucharadita de semillas de hinojo

1. Sal y pimienta negra molida, al gusto

Direcciones

1. Simplemente eche los ingredientes en la olla instantánea.

2. Elija el modo "Multigrano". Sirva caliente y disfrute.

Pasta con salchicha italiana

(Listo en unos 20 minutos | Para 4 personas)

Ingredientes

1. 1 libra de salchicha italiana

1. 2 dientes de ajo picados

1. 1 cebolla, cortada en dados

1. 1 taza de setas Porcini, cortadas en rodajas finas

1. 1 caja de pasta a elegir

1. 1 bote de salsa para pasta

1. 2 tazas de agua

1. 3/4 de taza de queso mozzarella rallado

Direcciones

1. Utilizando la función "Saltear", dore la salchicha italiana junto con el ajo, la cebolla y los champiñones. Cocine hasta que las verduras estén tiernas.

2. Añade la pasta, la salsa para pasta y el agua. Utiliza el ajuste "Carne" y cocina durante 6 minutos en ALTA. Cuando emita un pitido, haz una suelta rápida. Incorpora el queso mozzarella.

Pollo sazonado con queso

(Listo en unos 30 minutos | Para 6 personas)

Ingredientes

1. Pollo sin piel y deshuesado, cortado en trozos del tamaño de un bocado

1. 1 cucharadita de sal kosher

1. 1/2 cucharadita de pimienta negra molida

1. 2 cucharadas de aceite

1. 1 cebolla finamente picada

1. 2 dientes de ajo picados

1. 1 lata (10 onzas) de salsa de tomate

1. 1 cucharadita de melaza

1. 1 cucharadita de orégano seco

1. 1 cucharadita de albahaca seca

1. 1 cucharadita de granos de caldo

1. 1 taza de queso Cheddar rallado

1. 1 cucharada de harina

1. 1 cucharada de mantequilla, a temperatura ambiente

1. 1 taza de aceitunas, deshuesadas y cortadas por la mitad

Direcciones

1. Sazona generosamente el pollo con sal y pimienta negra. Calienta el aceite y saltea los trozos de pollo hasta que empiecen a dorarse.

2. Añadir la cebolla y el ajo y rehogar hasta que estén tiernos. Ahora añada la salsa de

tomate, la melaza, el orégano, la albahaca y los gránulos de caldo. Revuelva para combinar.

3. Fije la tapa y seleccione el modo "Manual". Cocine durante 10 minutos. Retira la tapa con cuidado y añade el queso; remueve para combinar.

4. Combine la harina y la mantequilla en un bol. Añade esta mezcla a la olla instantánea para espesar la salsa. Sirve caliente con las aceitunas.

BOCADILLOS RÁPIDOS
Dip de maíz con queso
(Listo en unos 10 minutos | Para 12 personas)

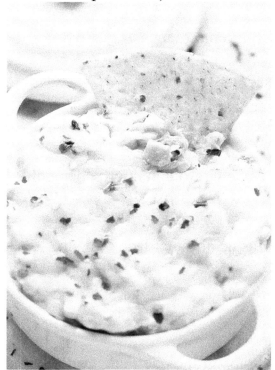

Ingredientes

1. 4 tazas de granos de maíz congelados

1. 5 cebollas verdes picadas

1. 1 taza de crema agria

1. 3/4 de taza de mayonesa

1. Sal y pimienta blanca al gusto

1. 1/2 cucharadita de pimentón

1. 1/4 de cucharadita de hierba de eneldo seca

1. 10 onzas de queso afilado, rallado

Direcciones

1. Añade los granos de maíz a tu Olla Instantánea. Elige la opción "Vapor" y ajusta el temporizador a 3 minutos. Pásalos a un bol grande y deja que se enfríen.

2. Añade el resto de los ingredientes y remueve para combinarlos bien. Tapa el bol y refrigera el dip hasta que lo vayas a servir.

Aperitivo de col rizada y zanahoria

(Listo en unos 10 minutos | Para 4 personas)

Ingredientes

1. 2 cucharadas de mantequilla

1. 2 cebollas dulces medianas, picadas finamente

1. 3 zanahorias, cortadas en palitos

1. 10 onzas de col rizada, cortada en trozos grandes

1. 1/2 taza de caldo de verduras

1. 1/2 cucharadita de hierba de eneldo seca

1. Sal Kosher y pimienta negra molida, a su gusto

1. 1/2 cucharadita de escamas de pimiento rojo, para decorar

Direcciones

1. Primero, haz clic en la función "Saltear" y derrite la mantequilla. Cuando la mantequilla esté derretida, añade las cebollas dulces y las zanahorias. Cocina hasta que se ablanden.

2. Añade la col rizada, el caldo, el eneldo, la sal y la pimienta negra molida. Selecciona la función "Manual" y cocina durante 5 minutos.

3. Retira la tapa y pasa las verduras a una bonita fuente de servir. Espolvorear con escamas de pimiento rojo y disfrutar.

Remolacha con nueces

(Listo en unos 30 minutos | Para 8 personas)

Ingredientes

1. 2 libras de remolacha

1. 2 ½ tazas de agua

1. 2 cucharadas de vinagre de arroz

1. 1 cucharadita de ralladura de limón

1. 1 cucharadita de miel

1. Sal marina y pimienta negra recién molida, a su gusto

1. 2 cucharadas de aceite de oliva virgen extra

1. 2 cucharadas de nueces tostadas y picadas gruesas

1. 1 cucharadita de semillas de comino

Direcciones

1. Añada las remolachas y el agua a la olla interior de su cocina. Cierra bien la tapa y selecciona el ajuste "Manual".

2. Cocer durante 25 minutos. Retire la tapa según las indicaciones del fabricante. Escurra y enjuague las remolachas preparadas; quíteles la piel. Cortar la remolacha en rodajas y colocarlas en una fuente de servir.

3. En un vaso medidor, bata el vinagre de arroz, la ralladura de limón, la miel, la sal, la pimienta negra y el aceite de oliva.

4. Rociar la mezcla de vinagre sobre las remolachas en el bol de servir; mezclar para combinar bien. Esparcir las nueces y las semillas de comino por encima y servir.

Dip de calabaza y requesón

(Listo en unos 15 minutos + tiempo de enfriamiento | Para 12 personas)

Ingredientes

1. 1/2 taza de calabaza, cortada en trozos

1. 3/4 de taza de requesón, a temperatura ambiente

1. 2 cucharaditas de jarabe de arce

1. 1/2 cucharadita de pimienta de Jamaica molida

1. Una pizca de sal

1. 1/4 de cucharadita de pimienta blanca

1. Semillas de calabaza tostadas, para decorar

Direcciones

1. Añade los trozos de calabaza a la olla interior de tu cocina. Pulsa "Vapor" y cocina durante 10 minutos.

2. Escurrir los trozos de calabaza. Añadir el queso y batir con una batidora hasta que esté combinado. Añadir el jarabe de arce, la pimienta de Jamaica, la sal y la pimienta blanca; batir hasta que esté suave y cremoso.

3. Espolvorear con semillas de calabaza y servir frío.

Salsa favorita para mojar en Acción de Gracias

(Listo en unos 25 minutos | Para 12 personas)

Ingredientes

1. 3/4 de taza de trozos de calabaza congelados

1. 1 crema de queso crema bajo en grasa, ablandada

1. 1/2 cucharadita de sal

1. 1/4 de cucharadita de especia de pastel de calabaza

1. 1/2 taza de cebollas

1. 4 rebanadas de tocino

1. 1/2 taza de queso Cheddar rallado

1. 1/4 de taza de nueces tostadas, cortadas en trozos

grandes

Direcciones

1. Echa los trozos de calabaza en tu Instant Pot. Selecciona el botón de "vapor" y cocina durante 14 minutos.

2. Escurrir los trozos de calabaza y pasarlos a un bol. Bate con una batidora eléctrica junto con el queso crema, la sal y la especia de pastel de calabaza.

3. Ahora añade las cebolletas y el beicon a la olla interior limpia de la olla. Pulsa "Saltear" y cocina hasta que las cebolletas estén tiernas y el bacon esté dorado. Desmenuza el bacon.

4. Añadir la mezcla de tocino a la mezcla de calabaza. Remover para combinar bien. Servir adornado con queso Cheddar y nueces tostadas. Que lo disfrutes.

RECETAS DE POSTRES
Pudín de tapioca con fresas

(Listo en unos 10 minutos | Para 4 personas)

Ingredientes

1. 1/3 de taza de perlas de tapioca, remojadas

1. 1/2 taza de agua

1. 1 ¼ tazas de leche entera

1. 1/2 taza de azúcar

1. 1/2 naranja, rallada

1. 1 vaina de vainilla, partida a lo largo

1. 1 taza de fresas, recortadas

Direcciones

1. Prepare su olla añadiendo 1 taza de agua; a continuación, coloque la cesta de cocción al vapor en el fondo y apártela.

2. Enjuague las perlas de tapioca y añádalas a un bol resistente al calor. A continuación, añada el agua, la leche, el azúcar, la ralladura de naranja y la vaina de vainilla. Introduzca el bol en la olla.

3. A continuación, cierre y bloquee la tapa de la olla. Seleccione la función "Manual"; cocine durante 8 minutos a presión ALTA.

4. Mientras tanto, pulse las fresas en una batidora o en un procesador de alimentos hasta que queden como un puré grueso. Divida el puré de fresas entre los vasos de servir.

5. Colocar la tapioca caliente sobre el puré de fresas. Sirve y disfruta.

Pudín de tapioca tropical

(Listo en unos 10 minutos | Para 4 personas)

Ingredientes

1. 1/3 de taza de tapioca perlada pequeña, remojada

1. 2 tazas de leche entera

1. 1/2 taza de azúcar

1. 1 cucharadita de ralladura de limón

1. 1/4 de cucharadita de cardamomo

1. 1 cucharadita de pasta de vainilla

1. 1 taza de nectarina, cortada en dados

1. 1 taza de piña, cortada en dados

Direcciones

1. Prepare su olla instantánea añadiendo 1 taza de agua; luego, introduzca la rejilla y déjela a un lado.

2. Enjuague la tapioca y añádala a un bol resistente al calor. Añada la leche, el azúcar, la ralladura de limón, el cardamomo y la pasta de vainilla. Añada el bol a la olla.

3. Tape y elija la posición "Manual"; cocine durante 8 minutos a presión ALTA.

4. Mientras el pudín de tapioca está todavía caliente, añada las frutas. Remover suavemente para combinar y servir a temperatura ambiente.

Bundt Cake de Calabaza y Chocolate

(Listo en unos 35 minutos | Raciones 10)

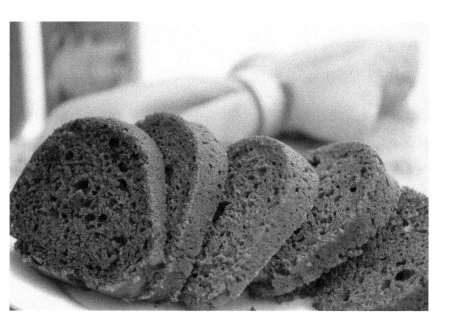

Ingredientes

1. 1 ½ tazas de harina común

1. 1/2 cucharadita de bicarbonato de sodio

1. 1 cucharadita de polvo de hornear

1. 1/2 cucharadita de nuez moscada rallada

1. 1/4 de cucharadita de clavo de olor molido

1. 1 cucharadita de canela molida

1. Una pizca de sal

1. 1 barra de mantequilla, a temperatura ambiente

1. 1 taza de azúcar

1. 2 huevos grandes

1. 1/2 cucharadita de jengibre rallado

1. 1 taza de puré de calabaza

1. 3/4 de taza de chispas de chocolate

Direcciones

1. En un bol, mezcle la harina, el bicarbonato y la levadura en polvo, la nuez moscada, el clavo, la canela y la sal. Ahora déjelo a un lado.

2. A continuación, se bate la mantequilla con el azúcar con una batidora eléctrica. A continuación, incorpore los huevos (de uno en uno). Añade el jengibre y la calabaza; mezcla hasta que todo esté bien incorporado.

3. Combinar la mezcla seca reservada con la mezcla de mantequilla. Por último, agregue las chispas de chocolate y revuelva para combinar.

4. Vierta la masa en un molde Bundt de tamaño medio engrasado con spray antiadherente. Cubra con un papel de aluminio.

5. A continuación, prepare su olla añadiendo 1 ½ tazas de agua. A continuación, coloque una rejilla en el fondo. Coloque el molde Bundt sobre la rejilla. Cocine a alta presión durante 25 minutos.

6. Vuelva a colocar el pastel en una rejilla para que se enfríe antes de cortarlo y servirlo. ¡Que lo disfrutes!

Tarta de calabaza vegana

(Listo en unos 35 minutos | Raciones 10)

Ingredientes

1. 1 ½ tazas de harina común

1. 1 cucharadita de bicarbonato de sodio

1. 1 cucharadita de vainilla

1. 1 cucharadita de especia de pastel de calabaza

1. 1/4 de cucharadita de sal

1. 1/2 taza de compota de manzana

1. 1 taza de azúcar

1. 1/2 cucharadita de jengibre rallado

1. 1 taza de puré de calabaza

Direcciones

1. En un bol grande, mezcle la harina común, el bicarbonato de sodio, la vainilla, la especia de pastel de calabaza y la sal.

2. En un recipiente aparte, combine el puré de manzana y el azúcar. Añadir el jengibre y el puré de calabaza y mezclar bien para combinar.

3. Añadir la mezcla de puré de manzana a la mezcla de harina seca. Vierta la masa en un molde para pasteles aceitado con aceite en aerosol. Cubra con un papel de aluminio.

4. Vierta 1 ½ tazas de agua en la olla. Coloque una rejilla metálica en el fondo de la olla. Coloque el molde preparado sobre la rejilla metálica. Cocine durante 25 minutos a alta presión.

5. Pasar el molde a una rejilla antes de servir. Espolvoree el pastel con azúcar glas o decórelo con un glaseado vegano. Que lo

disfrutes!

Budín de pan de grosellas frescas

(Listo en unos 25 minutos | Para 6 personas)

Ingredientes

1. 2 cucharadas de mantequilla

1. 4 tazas de pan dulce duro, cortado en cubos

1. 3 huevos, batidos

1. 2 tazas de leche

1. 1 ¼ tazas de crema de leche

1. 1/2 taza de grosellas secas

1. 1/2 taza de azúcar en polvo

1. 1 cucharada de cáscara de limón confitada

1. 1 cucharadita de canela en polvo

1. 1/4 de cucharadita de sal kosher

1. 1/4 de cucharadita de esencia de vainilla

Direcciones

1. Prepare su olla añadiendo 2 tazas de agua. Añade también la rejilla de vapor.

2. Coge una cazuela en la que quepa la olla interior. A continuación, unta la cazuela con mantequilla. Añade cubos de pan a la cazuela.

3. Combinar el resto de los ingredientes en un recipiente; batir enérgicamente hasta que todo esté bien combinado. Vierta la mezcla sobre los cubos de pan. A continuación, cubra con dos capas de papel de aluminio.

4. Seleccione la función "Vapor" y cocine durante 15 minutos o hasta que el pudín esté cuajado. Retire la cazuela de la cocina.

Servir

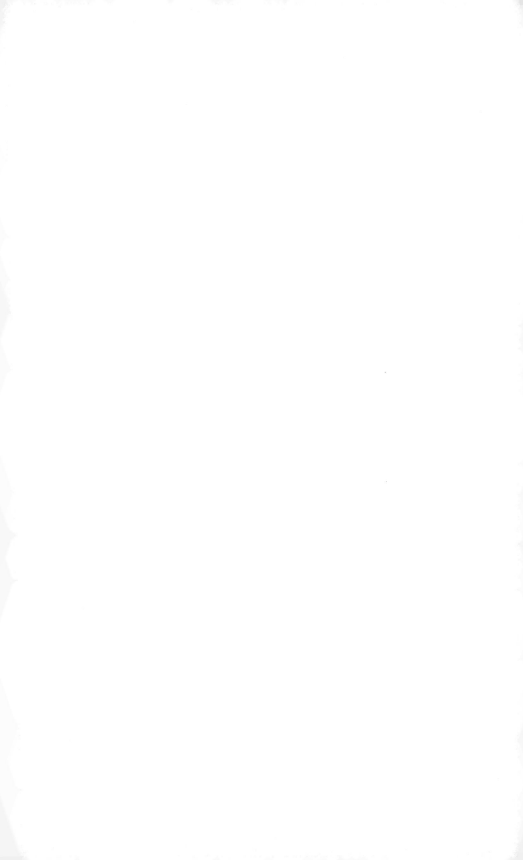

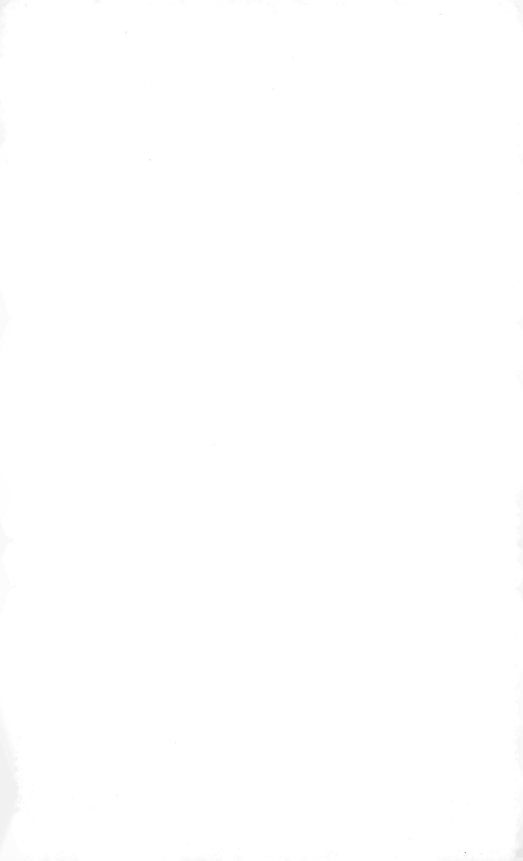